DIETA DUKAN

Cómo perder peso rápidamente, quemar grasa
abdominal y sentirse bien con el plan de dieta dukan

(La guía definitiva de la dieta dukan)

TABLA DE CONTENIDOS

Yogurt Casero 1
Carne Con Salvado De Avena 3
Galleta De Salvado De Avena Con Yogurt De Caramelo 6
Wrap De Salmón Y Queso Crema 8
Brochetas De Pollo 11
Omelette De Salmón Horneado 13
Hamburguesas De Res Al Romero 15
Mini Hamburguesas 18
Filete Piazzolla 20
Hamburguesas De Pollo Tailandesas 21
Pollo Rostizado Con Chile Y Jengibre 24
Recetas Para La Fase De Crucero 26
Cacerola De Pollo A La Pimienta 26
Gratén De Hinojo 29
Sopa De Espárragos 31
Filetes De Lubina Con Corteza De Salvado De Avena 33
Pollo Desmenuzado Con Champiñones 35
Panqués De Salvado De Avena Con Chocolate 37
Omelette Al Curry 39
Pollo Con Eneldo Y Ajo 41

Salsa Boloñesa 44

Ensaladas 46

Capítulo 1: La Fase De Estabilización 48

Gachas De Avena 51

Ruibarbo Estofado 52

Tostadas De Salvado De Avena 54

Hamburguesas De Pavo 56

Camarones Picantes 58

Sopa De Zanahoria Y Zucchini 61

Yogurt Casero

Ingredientes
- 3 cucharadas de mermelada sin azúcar
- 3 cucharadas de agua hirviendo
- 1 pote de yogurt natural sin grasa

Instrucciones

1. Mezcle la mermelada y el agua hirviendo en un recipiente hasta que se haya disuelto completamente.

2. Déjelo reposar 2 minutos para que se enfríe.

3. Mezcle el yogurt y el jarabe de mermelada hasta formar una mezcla homogénea.

1. Sirva y disfrute.

Carne Con Salvado De Avena

Ingredientes
Para el salvado de avena
- 3 cucharadas de salvado de avena
- 3 cucharadas de yogurt griego
- 2 huevos o 2 claras de huevo
- Hierbas y especias de su preferencia

Para el relleno
- 2 cucharadas de queso crema bajo en grasas
- Carne cocida magra

Instrucciones
1. Mezcle todos los ingredientes en un recipiente hasta formar una mezcla homogénea.

1. Si la mezcla es demasiado espesa, añada un poco de yogurt y después sazónelo con sus hierbas o especias favoritas.

1. Engrase ligeramente un sartén antiadherente.

1. Vierta la mitad de la mezcla en el sartén y hornéela hasta que esté dorada. Sáquela y apártela.

1. Repita el proceso con la otra mitad. Sáquela, cámbiela a un plato y cúbrala para mantenerla caliente.

1. Corte por la mitad y esparza queso crema por ambos lados

1. Rellene ambas mitades con la carne cocina y sirva.

Galleta De Salvado De Avena Con Yogurt De Caramelo

Ingredientes
- Un pequeño pote de yogurt de caramelo bajo en grasas
- 2 cucharadas de yogurt griego
- 1 cucharadita de edulcorante
- 1 huevo
- 2 cucharadas de salvado de avena

Instrucciones
1. Mezcle el yogurt, el edulcorante, el salvado de avena y el huevo hasta homogeneizar.

1. Engrase ligeramente un sartén antiadherente y póngalo a fuego medio.

1. Vierta la mitad de la mezcla y cocine hasta que el panqueque esté dorado por ambos lados.

1. Sáquelo y cambie el plato. Cúbralo para mantenerlo caliente.

1. Repita el proceso con la otra mitad.

1. Sirva con yogurt de caramelo y disfrute.

Wrap De Salmón Y Queso Crema

Ingredientes
- 1 cucharada de cebollín picado
- 2 cucharadas de salvado de avena
- Pimienta negra
- 1 cucharada de queso crema bajo en grasa
- 3 cucharadas de yogurt griego
- Unas rebanadas de salmón ahumado
- 2 huevos

Instrucciones
1. Combine todos los ingredientes en un recipiente excepto los cebollines picados y mezcle bien hasta formar una masa homogénea. Si la masa es espesa, añada un poco de yogurt para ablandarla.

1. Añada los cebollines picados a la mezcla.

1. Engrase ligeramente un sartén antiadherente.

1. Vierta la mitad de la mezcla en el sartén y cocine hasta que esté dorada por ambos lados.

1. Sáquela y haga lo mismo con la mitad restante.

1. Cambie los panqueques a un plato y déjelos enfriar por unos minutos
2. Unte el queso crema encima y cúbralos con salmón.

1. Sazone con pimienta y enróllelos.

1. Disfrute de esta deliciosa receta.

Brochetas De Pollo

Ingredientes
- 500 gramos de pechuga de pollo cortada en cubos
- El jugo de medio limón
- 1/3 cucharadita de azafrán
- ½ cucharadita de pimienta negra
- ½ cucharadita de jengibre molido
- ½ cucharadita de cúrcuma
- 2 dientes de ajo triturados
- 2 cucharaditas de paprika

Instrucciones
1. Coloque la pechuga de pollo en un recipiente y añada el resto de los ingredientes.

1. Mezcle bien hasta incorporar.

1. Cubra el recipiente y deje marinar durante una hora.

1. Tome espetones y arme las brochetas.

1. Ase las brochetas sobre una plancha a fuego alto por algunos minutos.

1. Cocine hasta que estén doradas.

1. Sirva y disfrute.

Omelette De Salmón Horneado

Ingredientes
- 1 cucharadita de eneldo seco
- 1 cucharadita de cebollines frescos picados
- 2 cucharadas de yogurt natural sin grasa
- Pimienta negra
- 6 huevos
- 200 gramos de salmón ahumado picado

Instrucciones
1. Precaliente el horno a 180°C

1. Mezcle el eneldo seco, los huevos y 2/3 del salmón picado en un recipiente y sazónelo con pimienta.

1. Transfiera la mezcla a un molde metálico y cúbralo con el resto del salmón.

1. Añada los cebollines picados y hornee durante 30 a 40 minutos.

1. Sirva y disfrute.

Hamburguesas De Res Al Romero

Ingredientes
Para la hamburguesa
- 1 cucharadita de nuez moscada
- 3 cucharadas de salvado de avena
- Pimienta negra recién molida
- 2 cucharaditas de romero fresco picado
- 450 gramos de carne magra
- 1 huevo

Para el aderezo
- 2 cucharaditas de eneldo seco
- 250 gramos de yogurt griego
- 1 cucharadita de paprika ahumada

Instrucciones
1. Para el aderezo, mezcle todos los ingredientes en un recipiente.

1. Cubra y coloque en un refrigerador para que se enfríe.

1. Para las hamburguesas, combine todos los ingredientes en un procesador de alimentos y mezcle hasta formar una masa homogénea.

1. Forme hamburguesas con sus manos a partir de la mezcla.

1. Ponga la parrilla a fuego alto por algunos minutos y cocine las hamburguesas hasta que estén bien cocidas.

1. Sirva y disfrute de esta deliciosa receta.

Mini Hamburguesas

Ingredientes
- 2 dientes de ajo pequeños, triturados
- 2 cucharadas de salvado de avena
- 1 cucharadita de mezcla de especias cajún
- 1 chile verde picado (opcional)
- 500 gramos de pechuga de pollo picada
- 1 huevo

Preparación
1. Mezcle la pechuga de pollo con el resto de los ingredientes en una batidora hasta formar una masa homogénea.//

1. Forme hamburguesas de esta masa con sus manos.

1. Caliente la parrilla por unos minutos a fuego alto.

1. Cocine las hamburguesas en la parrilla hasta que estén bien cocidas.

1. Sirva con yogurt griego.

Filete Piazzolla

Ingredientes
- Un manojo de hojas de perejil finamente picadas
- Aceite para cocinar en aerosol
- 2 cucharadas de pasta de tomate
- 2 dientes de ajo rebanados
- Filetes magros

Instrucciones
1. Engrase el sartén con el aceite en aerosol y cocine los filetes.
2. Diluya la pasta de tomate añadiendo un poco de agua y embadurne la pasta alrededor de los filetes.
3. Añada el ajo y la mitad del perejil picado y cocine a fuego medio alto por unos 15 minutos o hasta que estén cocidos.
4. Si la salsa de tomate se espesa, añada un poco de agua caliente.
5. Sazone los filetes con pimienta negra y adorne con perejil picado al servir.

Hamburguesas De Pollo Tailandesas

Ingredientes

Para las hamburguesas de pollo
- 1 diente de ajo picado
- 1 jengibre pequeño fresco, pelado y picado
- 350 gramos de pollo picado
- 2 cucharaditas de semillas de cilantro frescas
- 1 chile verde picado
- ½ cebolla roja picada

Para el aderezo
- 3 cebolletas picadas
- 1 chorrito de jugo de limón
- 250 gramos de yogurt griego
- 2 cucharadas de cebollines frescos picados
- Sal y pimienta al gusto

Instrucciones

1. Para el aderezo, mezcle todos los ingredientes juntos en un procesador de alimentos hasta homogeneizar.

1. Transfiera la mezcla a un recipiente y sazónela con sal y pimienta.

1. Cubra el recipiente y métalo al refrigerador.

1. Para las hamburguesas, mezcle todos los ingredientes (excepto el pollo) en una batidora.

1. Añada el pollo picado a la mezcla lentamente y luego forme 6 pequeñas hamburguesas con sus manos

1. Engrase un sartén antiadherente y caliente a fuego medio alto.

1. Cocine las hamburguesas por unos 10 minutos o hasta que estén doradas.

1. Sirva con el aderezo.

Pollo Rostizado Con Chile Y Jengibre

Ingredientes:

- 2 dientes de ajo
- 2 cucharaditas de orégano seco
- 1 cucharada de paprika
- 1 chile rojo rebanado y sin semillas
- 1 cubo de jengibre fresco picado
- 1 pollo mediano entero
- 1 limón en dos mitades

Instrucciones:
1. Precaliente el horno a 190 °C

1. Eche el jugo de limón en el exterior del pollo y un poco en la cavidad interior

1. Haga una abertura en la pechuga del pollo para hacer espacio para el ajo, el jengibre y el chile.

2. Coloque el pollo en una bandeja para hornear y agregue el chile rojo, los dientes de ajo y el jengibre.

3. Sazone con paprika y orégano.

4. Hornee durante 2 horas o hasta que el pollo esté dorado.

5. Saque del horno y sirva.

Recetas Para La Fase De Crucero

Cacerola De Pollo A La Pimienta

Ingredientes:
- 300 mL de caldo de pollo o caldo de verduras
- Una ramita de romero
- Sal y pimienta al gusto
- 1 pimiento rojo rebanado
- 2 cucharadas de harina de maíz
- 6 hongos cortados en rebanadas gruesas
- 1 pimiento amarillo rebanado
- ½ cebolla grande finamente picada
- 2 pechugas de pollo grandes cortadas en cubos
- Unas gotas de aceite de oliva extra virgen

Instrucciones:
1. Precaliente el horno a 180°C

1. Coloque el pollo en un recipiente y cúbralo con la harina de maíz

1. Caliente el aceite en un sartén a fuego medio alto y cocine la cebolla hasta que esté tierna.

1. Agregue el pollo y cocine a fuego bajo hasta que esté dorado.

1. Añada los hongos y los pimientos y cocine a fuego lento por algunos minutos más.

1. Añada el caldo de pollo y déjelo hervir.

1. Vierta la mezcla en un plato de cacerola y cúbralo.

1. Cocine en el horno precalentado durante 45 minutos o hasta que esté listo.

1. Sirva.

Gratén De Hinojo

Ingredientes:
- Aceite de cocina
- 2 cucharadas de salvado de avena
- 2 bulbos de hinojo grandes rebanados
- Sal y pimienta al gusto
- 2 cucharadas de queso crema bajo en grasas

Instrucciones:
1. Precaliente el horno a 180°C

1. Coloque el bulbo de hinojo en un plato para hornear y cocine en el horno precalentado por unos 15 minutos.

1. Al sacarlo, mézclelo con el queso crema y sazone con la sal y la pimienta.

1. Añada el salvado de avena y el aceite de cocina y vuelva a cocinar por una media hora o hasta que el salvado de avena esté dorado.

1. Sirva.

Sopa De Espárragos

Ingredientes:
- 500 mL de caldo de pollo o de verduras
- Una pizca de nuez moscada
- Sal y pimienta al gusto
- ½ cebolla grande finamente picada
- 400 gramos de espárragos picados
- Unas gotas de aceite de oliva extra virgen

Instrucciones:
1. Caliente el aceite de oliva en un sartén y sofría las cebollas hasta que estén translúcidas.

1. Añada los espárragos y cocine durante unos minutos.

1. Ahora agregue el caldo de pollo para cubrir los espárragos por completo.
2. Cocine los espárragos hasta que estén cocidos.

1. Retire de la estufa y sazone con sal y pimienta.

1. Espolvoree la nuez moscada y sirva.

Filetes De Lubina Con Corteza De Salvado De Avena

Ingredientes:
- Aceite de oliva extra virgen
- Hojas o una ramita de tomillo fresco
- Pimienta negra molida al gusto
- 2 cucharadas de agua
- Un manojo de hojas de perejil fresco finamente picadas
- 4 filetes de lubina
- 4 cucharadas de salvado de avena

Instrucciones:
1. Precaliente el horno a 180°C

1. Prepare las migas de pan al mezclar el agua, las hierbas y el salvado de avena en un recipiente.

1. El salvado de avena absorberá el agua y semejará migas de pan gruesas.

1. Coloque los filetes sin piel en una bandeja para hornear y cubra cada filete con una capa de migas de pan.

1. Rocíe los filetes con aceite y cocínelos en el horno precalentado por unos 10 a 12 minutos o hasta que las migas de pan estén doradas.

1. Sirva.

Pollo Desmenuzado Con Champiñones

Ingredientes:
- 4 cucharadas de yogurt bajo en grasa
- 125 mL de agua hirviendo
- 1 cucharadita de sal
- 1 cucharada de aceite de oliva extra virgen
- 1 paquete de mezcla de especias chili con carne
- 8 champiñones cortados en cuatro
- ½ cebolla picada
- 600 gramos de pollo desmenuzado
- 800 gramos de tomates enlatados picados

Instrucciones:
1. Precaliente el horno a 180°C

1. Mezcle todos los ingredientes en un recipiente y luego transfiera a una cacerola.

1. Cubra la cacerola y cocine en el horno precalentado durante unos 90 minutos. Agite ocasionalmente.

1. Añada yogurt bajo en grasa a cada porción y sirva.

Panqués De Salvado De Avena Con Chocolate

Como con la receta de los panqués de salvado de avena con canela, el cuánto pueda comer depende da la fase de la dieta Dukan en la que se encuentre en un momento dado. Siendo el cacao en polvo un alimento "tolerado", puede que quiera guardar estos panqués para la fase de crucero y más allá.

Ingredientes:
- 6 cucharadas de salvado de avena
- 4 cucharadas de cacao en polvo sin azúcar y bajo en grasas
- 2 huevos
- 6 cucharadas de yogurt bajo en grasas
- 1 cucharadita de polvo para hornear
- Edulcorante sin azúcar al gusto

Instrucciones:
1. Precaliente el horno a 177 °C (350 F)
2. Mezcle todos los ingredientes, excepto el edulcorante, en un recipiente mediano.

3. En otro recipiente, bata los huevos junto con el yogurt.
4. Añada esta mezcla a la primera y combine hasta formar una masa homogénea.
5. Agregue el edulcorante al gusto y combine para distribuir en la masa.
6. Reparta la mezcla en 6 moldes para panqué.
7. Hornee durante 16 – 18 minutos, cuidando de que no se quemen.

Omelette Al Curry

Fácil de preparar y un deleite para su paladar, ¡este omelette no es solo para el desayuno!

Ingredientes:
- 1 huevo entero y 2 claras
- ½ cebolla finamente picada
- 2 chiles sin semillas y finamente picados
- ½ cucharada de comino en polvo
- ¼ cucharada de curry en polvo

Instrucciones:
1. Bata los huevos en un recipiente hasta que espumen

1. Añada unas gotas de aceite en un pequeño sartén y de ser necesario, retire el exceso de aceite con una toalla de papel.

1. Sofría la cebolla y el chile en el sartén unos 3 a 4 minutos o hasta que se suavicen.

1. Añada las especias y mezcle hasta que liberen sus aromas.

1. Vierta los huevos al sartén y cocine sin mezclar hasta que estén cocidos.

Pollo Con Eneldo Y Ajo

Este es un sabroso platillo que puede preparar fácilmente y servirles a sus invitados o para una cena familiar. Rinde 4 porciones

Ingredientes:
- 4 pechugas de pollo sin huesos ni piel
- 1 cebolla grande finamente picada
- 4 cucharadas de ajo triturado
- 2 cucharadas de eneldo fresco picado
- 1 taza de caldo de pollo
- 2 cucharadas de maicena
- 1 cucharada de jugo de limón
- Sal y pimienta al gusto

Instrucciones:
1. Ponga unas gotas de aceite de oliva en un gran sartén y de ser necesario, retire el exceso con una toalla de papel.

1. Añada el ajo y la cebolla y caliente a fuego medio, incorporando un poco de caldo de pollo de ser necesario, durante 3 a 4 minutos o hasta que las cebollas estén translúcidas.

1. Mueva constantemente el ajo y la cebolla y añada las pechugas de pollo al sartén y dore por unos 4 minutos de cada lado. Retire las pechugas de pollo del sartén y reserve.

1. Mientras que las pechugas se estén dorando, en un recipiente mediano mezcle el jugo de limón, el caldo de pollo, 1 cucharada de eneldo y la maicena y bata hasta que la maicena se haya disuelto.

1. Añada esta mezcla al sartén donde cocinó las pechugas y siga cocinando, moviendo constantemente, hasta que la salsa se haya espesado ligeramente. Sazone con sal y pimienta.

1. Regrese las pechugas de pollo al sartén, baje la flama y cocine a fuego lento hasta que las pechugas se hayan recalentado, unos 4 minutos

   Nota: Ya que esta receta usa un poco de maicena como espesante, puede que opte prepararla el día que le esté permitido un producto harinoso y servirlo con pasta ya que cuenta como parte de la permisión.

Salsa Boloñesa

Esta es una magnífica receta casera italiana que puede usar desde la fase de crucero en adelante, si juega con los vegetales un poco. Puede servirla sobre el spaghetti de calabaza en la fase de crucero o sobre pasta de verdad en las fases de consolidación y estabilización. Rinde 4 porciones

Ingredientes:
- 450 gramos de carne de res extra magra
- 1 cebolla grande picada
- 4 tallos de ajo picados
- 3 cucharadas de ajo triturado
- 1 pimiento verde grande picado
- 100 gramos de champiñones rebanados
- ½ taza de caldo de res
- 1 cucharada de paprika
- 1 lata de 400 gramos de tomates picados
- 4 cucharadas de pasta de tomate
- 2 cucharadas de vinagre balsámico
- Pimienta recién molida al gusto

Instrucciones:
1. En un sartén grande, sofría la cebolla, el ajo y el apio hasta que se suavicen.

1. Añada el caldo de carne y caliente a fuego medio.

1. Agregue los champiñones rebanados, el pimiento verde, los tomates, la pasta de tomate, la paprika y el vinagre balsámico y cocine a fuego lento hasta que la salsa se espese.

1. Sazone con pimienta al gusto.

Ensaladas

Ahora que usted está en la fase de consolidación, comenzará a redescubrir la dicha de comer ensaladas. Y si nunca ha disfrutado de las ensaladas en primer lugar, ahora es un buen momento para empezar. Primero, haga disfrutable toda la experiencia al encontrar un recipiente o plato grande del que disfrutará comer su ensalada. Luego escoja las verduras más frescas, añada sus vegetales favoritos, quizás incluso un huevo cocido y con eso tendrá una sabrosa ensalada. Pero tiene que evitar esos aderezos embotellados – están repletos de químicos y azúcares que su nuevo y mejorado cuerpo no necesita. Así que aquí hay algunos aderezos **para ensalada con los que puede empezar:**
Vinagreta balsámica:
- 3 cucharadas de vinagre balsámico
- 1 cucharada de mostaza Dijon
- 1 cucharada de aceite de oliva

- 1 cucharada de ajo triturado
- 1 cucharada de albahaca fresca picada
- Pimienta negra recién molida

Vinagreta de limón:
- 2 cucharadas de jugo de limón
- 2 cucharadas de vinagre de manzana
- 1 cucharada de mostaza Dijon
- Pimienta negra recién molida
- Edulcorante al gusto

Aderezo de yogurt:
- 3 cucharadas de yogurt bajo en grasa
- 1 cucharada de jugo de limón
- 1 cucharada de hierbas frescas picadas
- Pimienta negra recién molida

Aderezo de tomate picante:
- 3 cucharadas de jugo de tomate
- 1 cucharada de vinagre balsámico
- 1 cucharada de salsa inglesa (Worcestershire)
- Pimienta de Cayena al gusto
- Edulcorante al gusto

Capítulo 1: La Fase De Estabilización

Si usted ha atravesado la fase de consolidación, usted ha alcanzado exitosamente y ha mantenido su peso objetivo por la mayor parte del año o más - ¡felicidades! Pero ahora usted debe superar más de un obstáculo, porque es natural para su mente el querer regresar a sus antiguos y dañinos hábitos alimenticios, ahora que tiene su cuerpo bajo un excelente control. Pero el Dr. Dukan ha pensado en esto también, en la fase de estabilización de la dieta Dukan. Si usted sigue estas pocas y sencillas reglas (sí, reglas, otra vez – pero, hey, lo han ayudado a llegar tan lejos. ¿no es así?) sin embargo, encontrará que es fácil llevar un estilo de vida basado en la dieta Dukan por el resto de su vida, permaneciendo en su peso ideal y gozando de buena salud.

¿Listo para esas reglas? Aquí están:

- Apéguese a los martes de pura proteína (PP). ¿Tiene que ser los martes? Por supuesto que no. Pero tiene que ser un día en específico, ya que su cuerpo necesita adaptarse a un ritmo establecido de cuándo esperar su dosis semanal de pura proteína.
- Mantener un alto nivel de actividad. Camine durante al menos 30 minutos diarios. Hacer, aunque sea un poco de ejercicio a su vida diaria resulta benéfico, especialmente a su edad, mejorando su salud cardiovascular y levantándole el ánimo. Suba las escaleras en lugar de tomar el elevador. Camine después de comer. Estaciónese un poco más lejos de las tiendas cuando vaya de compras.
- Incremente su ingesta de salvado de avena a 3 cucharadas diarias. En primer lugar, ayuda a su digestión. En segundo, ayuda a reducir la cantidad de calorías absorbidas de otros alimentos. Y cuando éste se hincha en su estómago, lo hará sentirse lleno durante más tiempo entre comidas. También ayuda a acabar con los antojos.

- Haga caso a las señales de su cuerpo. Solo coma cuando realmente tenga hambre. Coma lentamente, saboreando cada bocado y cuando se sienta lleno, deje de comer.
- Manténgase totalmente hidratado al beber al menos 1.5 litros de agua al día. Si se espera hasta tener sed para beber agua, ya es muy tarde: sea deshidratado, y debe consumir más agua en las próximas horas para recuperar su equilibrio hídrico.

¿Y qué debería hacer usted en caso de volver a ganar unos kilos? No desespere ni entre en pánico. Pero tome acción de inmediato para volver a recuperar su auto control antes de seguir ganando peso. Puede hacer esto fácilmente con 2 días de pura proteína cada semana hasta recuperar su peso ideal. Ahora, aquí hay algunas recetas más que puede usar durante la fase de estabilización, y como ahora no hay alimentos fuera de límites, use el control de porciones como su guía.

Gachas De Avena

Este es un cereal caliente y hogareño que puede comer en cualquier comida y contiene la cantidad de salvado de avena indicada durante la fase de estabilización. Rinde 1 porción

Ingredientes:
- 3 cucharadas de salvado de avena
- ½ taza de leche descremada
- Vainilla al gusto
- Edulcorante al gusto

Instrucciones:
1. Caliente el salvado de avena en un recipiente para microondas en potencia alta durante 45 segundos.
2. Saque del microondas y añada la leche, la vainilla y el edulcorante.
3. Deje reposar 3 minutos para que el salvado de avena absorba la leche.
4. Vuelva a calentar en el microondas por 45 segundos

Ruibarbo Estofado

Esta es una receta que puede usar incluso durante la fase de ataque, si se estriñe, o durante la fase de crucero, cuando tiene permiso especial de contar como verdura. Pero la mayoría de las personas la usan durante las fases de consolidación y estabilización. Es una dulce y refrescante tarta. Rinde 4 porciones.

Ingredientes:
- 450 gramos de ruibarbo
- ½ taza de agua
- 1 cubo de jengibre pelado y picado en cubitos
- Edulcorante al gusto
- 1 ½ tazas de yogurt griego bajo en grasa

Instrucciones:
1. Corte el ruibarbo en cubos y colóquelos en un cazo con agua, el jengibre picado en cubitos y el edulcorante. Lleve a hervor, cuidando de que no hierva demasiado.

2. Baje la flama y cocine a fuego lento hasta que el ruibarbo se suavice, unos 10 minutos. Deje enfriar
3. En un recipiente, mezcle el yogurt griego con un poco de edulcorante y luego mézclelo con el ruibarbo estofad.
4. Divida la mezcla en cuatro vasos y enfríe hasta que sea hora de servir.

Tostadas De Salvado De Avena

Esta es una receta versátil que puede hacer en aquellos días que quiera comerse un emparedado, pero ya ha comido las porciones de pan que le correspondían. Estas tostadas hacen excelentes hamburguesas acompañadas de huevo. Rinde 2 porciones.

Ingredientes:
- 1 huevo o 2 claras
- 3 cucharadas de salvado de avena
- 2 cucharadas de yogurt sin grasa

Instrucciones:

1. Bata los huevos o las claras hasta que estén espumosos.

1. Agregue el yogurt y el salvado de avena, mezclando bien.

1. Ponga unas gotas de aceite en un sartén y, de ser necesario, retire el exceso con una toalla de papel. Coloque 4 porciones en el sartén y cocine a fuego medio.

1. Divida bien la mezcla entre las cuatro porciones de manera uniforme y mueva el sartén de lado a lado con suavidad para nivelar la mezcla.

1. Cuando el primer lado esté listo, deles vuelta para cocinar el otro lado. Aplanando cada tostada al presionar suavemente con la espátula.
1. Cocine hasta que estén doradas por ambos lados

1. Disfrute calientes o frías como pan para emparedado.

Hamburguesas De Pavo

Éstas son excelentes servidas en las tostadas de salvado de avena – añada lechuga, tomate y mayonesa y tendrá toda una hamburguesa. Rinde 2 porciones.

Ingredientes:

- 230 gramos de carne magra de pavo
- ½ cebolla picada finamente
- Sal y pimienta al gusto
- 1 clara de huevo

Instrucciones:

1. Coloque todos los ingredientes en un recipiente y mezcle bien.
2. Divida la mezcla en dos porciones iguales y forme las hamburguesas.

3. Ponga un sartén a fuego medio alto y cocine las hamburguesas, volteando hasta que ambos lados estén listos.
4. Sirva en las tostadas o en un bollo para hamburguesa regular.

Camarones Picantes

Esta receta puede comerse en cualquier fase de la dieta Dukan

Ingredientes:
- 12 camarones por porción
- El jugo de un limón
- 1 cucharadita de pimienta recién molida
- 1 cucharadita de orégano
- 1 cucharadita de paprika
- 1 cucharadita de cebolla en polvo
- 1 cucharadita de tomillo
- 1 cucharadita de ajo en polvo
- 1 cucharadita de cayena

Instrucciones:
1. Si está usando espetones de madera, remójelos en agua por 30 minutos para evitar que se quemen.

1. Pele y desvene los camarones, colocando 6 en cada espetón, considerando 2 brochetas por persona.

1. Prepare su mezcla de especias. Ajustando las cantidades a sus preferencias. Si le gusta picante, añada un poco de chile seco. Las cantidades deberían ser suficientes para todas las brochetas. Mezcle bien y guarde en un contenedor hermético.

1. Rocíe los camarones con el jugo de limón y espolvoree ambos lados con la mezcla de especias.

1. Ase las brochetas a la parrilla hasta que los camarones estén opacos, volteándolas para cocinar ambos lados.

Sopa De Zanahoria Y Zucchini

Ya que las zanahorias están ilimitadas en la fase de estabilización, siéntase libre de disfrutar de esta sopa. Solo recuerde que se convertirán rápidamente en azúcar en su cuerpo, así que consúmala con moderación.

Ingredientes:
- 1 cebolla mediana finamente picada
- 500 gramos de zanahorias, peladas y cortadas en rodajas
- 500 gramos de zucchinis, sin pelar y cortados en rodajas
- 2 cucharadas de curry en polvo
- 3.5 tazas de caldo de pollo
- ½ taza de perejil fresco picado

Instrucciones:
1. En una olla, cocine las cebollas con un poco de caldo de pollo hasta que estén suaves.

1. Añada las zanahorias, los zucchinis, el curry en polvo y el resto del caldo a la olla.

1. Lleve a hervor. Cubra y baje la flama, cocinando los vegetales a fuego bajo durante 20 minutos hasta que estén tiernos.

1. Añada el perejil picado.

1. Cuidadosamente licúe la mezcla hasta que esté homogénea.
   NOTA: Dado el tamaño del vaso de su licuadora, puede que necesite licuar la sopa de poco a poco. Si este es el caso,

devuelva la sopa a la olla antes de servir y mézclela bien para que todos los sabores estén bien incorporados.

www.ingramcontent.com/pod-product-compliance
Lightning Source LLC
LaVergne TN
LVHW021735060526
838200LV00052B/3286